HISTOIRE

DES

PLANTES UTILES A LA SANTÉ

DES ANTISCORBUTIQUES

ET DE

LEURS PROPRIÉTÉS

PARIS

GRIMAULT ET CIE

8, RUE VIVIENNE, 8.

—

1877

HISTOIRE

DES

PLANTES UTILES A LA SANTÉ

PARIS. — IMP. VICTOR GOUPY, RUE DE RENNES, 71.

HISTOIRE

DES

PLANTES UTILES A LA SANTÉ

DES ANTISCORBUTIQUES

ET DE

LEURS PROPRIÉTES

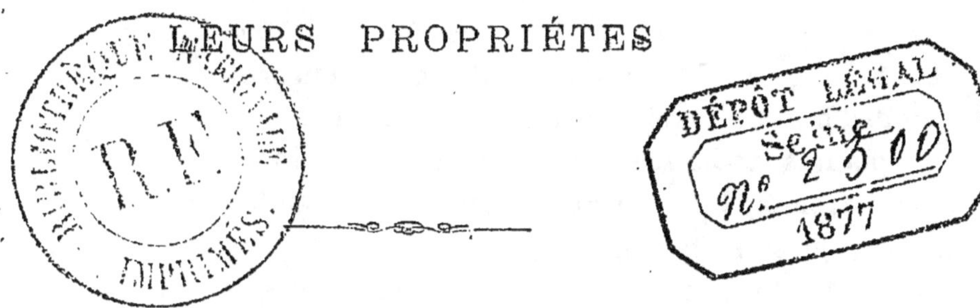

PARIS

GRIMAULT ET CIE

8, RUE VIVIENNE, 8.

1877

HISTOIRE

DES

PLANTES UTILES A LA SANTÉ

DES ANTISCORBUTIQUES

ET DE

LEURS PROPRIÉTÉS.

« *La Nature a placé partout le remède à côté du mal.* » Telle est l'opinion que défendent encore aujourd'hui de bons observateurs, et l'histoire des plantes *antiscorbutiques* fournirait certainement l'exemple le plus frappant qu'il soit possible d'invoquer en sa faveur.

C'est surtout, en effet, dans les pays froids et les lieux humides que l'on trouve presque à chaque pas, le long des routes, dans les fossés, au milieu des cours d'eau, le raifort, le cochléaria, le cresson, le trèfle d'eau, etc.

Par une coïncidence remarquable, ces climats ont, plus que tous les autres, le pouvoir de rendre le cours du sang lent et paresseux, ce qui fait que les chairs, mal nourries, restent molles et flasques. Aussi le professeur Trousseau disait des personnes qui vivent dans ces conditions : « Que leur système nerveux est mou et paresseux comme leurs tissus, *froid* comme leur sang. »

Sous la même influence, les humeurs qui circulent mal s'arrêtent dans les glandes, les engorgent et produisent ce que l'on a si bien nommé les *humeurs froides*.

Un *rhume* survient-il? Au lieu de disparaître complétement, il laisse après lui un *catarrhe* chronique et des flux muqueux intarissables. La peau dont les fonctions ne sont pas excitées et qui ne peut se débarrasser des matières âcres que le sang lui apporte sans cesse, se couvre d'éruptions et de secrétions *dartreuses* extrêmement difficiles à faire disparaître.

Les *jointures*, dans un milieu humide et froid, sont sujettes à de fréquentes attaques de rhumatisme ou de douleurs de nature rhumatismale.

L'*estomac* lui-même cesse dans ces conditions de remplir, avec la même activité, des fonctions qui demandent tout à la fois un sang généreux et une température élevée.

Comment contrebalancer de telles influences? Evidemment par l'emploi de substances capables de réveiller à la fois le cours du sang et des humeurs, d'activer les fonctions de la peau, d'exciter l'appétit et les sécrétions naturelles de l'estomac. Nous allons voir que les plantes antiscorbutiques possèdent cette vertu à un degré élevé.

RAIFORT

(Cochlearia armoracia. Rafanus rusticus.

Dans les climats tempérés et froids, on trouve dans les lieux humides, sur les bords des fossés, parfois aussi au bord des cours d'eau, dans les montagnes, une plante dont la racine bien connue est douée de propriétés tellement excitantes qu'il suffit d'en appliquer une tranche sur la peau pour déterminer aussitôt la production d'une vive rougeur avec sensation de brûlure, analogue à celle que produit le meilleur sinapisme. C'est le Raifort ou Cran de Bretagne.

Cette racine développe, lorsqu'on la divise, une odeur âcre et très-forte qui irrite le nez et les yeux. Cela tient à la présence d'une huile volatile ou *essence*, dont l'odeur est tellement pénétrante qu'une seule goutte suffit pour imprégner tout un appartement.

Avec l'essence, qui excite les sécrétions des larmes et de la salive, on rencontre dans le Raifort une substance *amère* très-propre à réveiller les fonctions de l'estomac.

Aussi, le Raifort, employé quelquefois pendant les repas, pour faciliter les digestions, a-t-il reçu le nom de *Moutarde des moines.*

Si l'on prend une infusion légère de cette racine, on voit se produire souvent une abondante sueur et l'augmentation des urines.

Ces propriétés bien connues des habitants des campagnes où on rencontre le Raifort, ont fait admettre celui-ci dans la médecine populaire, longtemps avant que les médecins l'adoptassent eux-mêmes.

Aujourd'hui les vertus du Raifort sont bien établies et nul ne songe à les mettre en doute.

Ettmüller raconte l'histoire d'une femme hydropique et scorbutique, avec toux et difficulté de respirer, qui fut totalement guérie au moyen de la racine de Raifort.

Linné, le grand botaniste, faisait grand cas du sirop de raifort préparé à froid, dans l'*asthme* scorbutique.

Lanzoni a guéri un bourgeois de Ferrare, attaqué d'un *enrouement* chronique considérable au moyen du sirop de Raifort.

Rayer affirme avoir employé avec avantage la racine de Raifort dans l'*hydropisie* résultant de la néphrite albumineuse (Maladie des reins).

Nous trouvons l'appréciation suivante dans Cazin qui, de tous les médecins modernes, a le mieux étudié et le plus largement expérimenté toutes les plantes des climats tempérés et froids.

« La racine de Raifort est très-stimulante et antis-
« corbutique. Son action puissamment tonique et
« excitante, due à l'huile volatile âcre et caustique
« que la fermentation y développe, l'a fait conseiller
« dans la *scrofule*, les *catarrhes* chroniques, l'asthme
« pituiteux, l'*engorgement* des voies respiratoires,
« l'œdème des poumons, les *rhumatismes* chroniques,

« certaines hydropisies passives, quelques maladies
« *cutanées*, etc... »

Enfin le savant professeur de thérapeutique de
la Faculté de Paris, M. le docteur Gubler, dit
dans ses *Commentaires du Codex*.

« Au résumé, le Raifort est un stimulant âcre et
« piquant dont l'action peut se généraliser après
« absorption. »
« *Son sirop* convient à certaines formes d'enroue-
« ment. En qualité de stimulant général, de diaphoré-
« tique (qui fait suer), de diurétique (qui augmente les
« urines), le Raifort sauvage a été conseillé dans la
« paralysie, le rhumatisme chronique, la goutte, le
« catarrhe chronique des muqueuses et les hydropisies.
« *C'est le plus puissant de nos antiscorbutiques.* »

De telles affirmations ne laissent rien à ajouter
et font bien comprendre la faveur légitime dont
le Raifort a toujours joui contre toutes les consé-
quences du tempérament lymphatique et *froid*,
glandes, écoulements des oreilles, rougeurs des
paupières, gonflement des amygdales, etc.

CRESSON

(Sisymbrium nasturtium.)

Tout le monde connaît cette plante, cultivée partout où se rencontre le moindre ruisseau d'eau vive et vendue en si grande quantité dans toutes nos villes.

Quelles sont, dans le cresson, les substances auxquelles il convient d'attribuer ses remarquables propriétés ? Nous laisserons ici la parole à M. le professeur Gubler, dans l'ouvrage duquel nous trouvons les lignes suivantes :

« Cette plante cosmopolite, qu'on trouve dans les
« eaux vives des cinq parties du monde, contient,
« d'après Chatin, une huile essentielle sulfo-azotée,
« analogue à celle des autres crucifères, un extrait
« amer, de l'*iode*, du *fer*, des *phosphates*, etc. L'huile
« essentielle très-amère donne aux plantes leur sa-
« veur piquante. Le cresson produit dans la bouche
« une saveur piquante et amère et dans l'estomac une
« *chaleur* plus ou moins marquée, selon la quantité
« ingérée.

« L'usage prolongé du cresson détermine sur l'éco-
« nomie un effet altérant qui en fait l'un des meilleurs
« dépuratifs et antiscorbutiques.

« C'est un aliment qui convient aux sujets *lympha-
« tiques*, scorbutiques et goîtreux. On le recommande
« aussi contre les maladies des voies *urinaires*, les
« calculs et contre les *catarrhes* chroniques des
« bronches. »

Voici, d'autre part, comment l'apprécie le docteur Cazin qui a pratiqué, pendant près de quarante ans, la médecine dans les campagnes du Nord de la France où il trouva souvent l'occasion de l'employer.

« Le cresson d'eau est stimulant, antiscorbutique,
« diurétique, expectorant et diaphorétique. Il augmente
« les forces *digestives* et convient dans la débilité de
« l'estomac, le scorbut, les cachexies (affaiblissement
« général), l'engorgement de la rate provenant des
« fièvres intermittentes, l'anasarque (bouffissure gé-
« nérale des membres), les scrofules, la phthisie, l'em-
« pyème, les calculs, etc. »

OBSERVATION.

Un jeune homme de 23 ans, fils d'un cultivateur de Crémarest, était atteint de *toux* avec sueurs nocturnes, amaigrissement, grande débilité, inappétence, etc. Il était regardé généralement comme poitrinaire depuis trois mois environ. Sa maladie datait du mois de février 1834, et nous étions en juin de la même année.

Lorsque je le vis, ses traits étaient altérés, sa débilité prononcée au point qu'il ne pouvait plus sortir ; sa toux était fréquente surtout pendant la nuit, et il expectorait abondamment des crachats mucoso-purulents, mais il avait peu de fièvre.

Il rapportait un état de gêne parfois très-pénible à la région sternale (au milieu de la poitrine, en avant), sans signe de vive irritation.

L'exploration de la poitrine me fit concevoir l'espérance de guérir ce malade. Les poumons me paraissaient sains.

Je le mis à l'usage du suc exprimé de cresson, mêlé avec autant de lait chaud. Dès les premiers jours de l'emploi de ce moyen, l'amélioration fut sensible. La toux et l'expectoration diminuèrent ; l'appétit revint ; les sueurs nocturnes cessèrent. Les forces se rétablirent si promptement qu'au bout de quarante à cinquante jours de traitement, le malade fut parfaitement guéri.

(Dr Cazin).

On comprend, après la lecture de cette guérison observée par un homme sérieux, dont le nom est respecté de tous les savants, pourquoi le Cresson a joui de tout temps d'une telle faveur qu'on a pu ajouter à son nom le titre populaire de « santé du corps. »

COCHLÉARIA

(Cochlearia officinalis)

La plante dont nous voulons parler maintenant est moins généralement connue, quoiqu'elle ait été peut-être la première employée pour guérir les écoulements des oreilles et des yeux, ainsi que le catarrhe des bronches, l'engorgement des glandes et les maladies de peau d'origine lymphatique.

Le Cochléaria se rencontre bien aussi, comme les plantes précédentes, dans les climats et les milieux froids, mais il semble plutôt rechercher les sites escarpés et solitaires, tels que le bord des torrents dans les hautes montagnes et les rochers du bord de la mer.

Ses principes actifs sont les mêmes que ceux du Raifort et du Cresson et voici comment l'apprécient les maîtres de la science.

« Le cochléaria, dit le docteur Cazin, est excitant,
« antiscorbutique, diurétique. On le donne contre le
« scorbut, l'œdème du poumon, la toux avec expecto-
« ration, l'asthme, le catharre chronique, la cachexie,
« la leucorrhée, la paralysie, l'hydropisie, les scro-
« fules, les engorgements chroniques des viscères et
« certaines maladies cutanées chroniques. »

(Dr CAZIN.)

« On le mange comme le cresson. On le mâche dans
« les affections scorbutiques de la bouche, pour raffer-
« mir les gencives, modifier les ulcérations. A l'inté-
« rieur, le cochléaria est le plus usité de nos antiscor-

« butiques. Son suc se donne non-seulement dans le
« scorbut, mais dans les *engorgements* ganglion-
« naires et viscéraux, les scrofules, les cachexies et les
« dyscrasies. »   (Professeur GUBLER.)

OBSERVATION I.

Un matelot dévoré par les plus affreux symptômes
du scorbut et abandonné sur les plages désertes du
Groënland, se traînait sur la terre pour y brouter,
comme un animal, le *cochléaria* et les autres végétaux antiscorbutiques. Il dut à ce seul moyen le réta-
blissement de ses forces et son retour complet à la
santé.   (Dr BACHSTROM.)

OBSERVATION II.

Je citerai le fait suivant, comme un des plus
remarquables.

Un garçon boucher de chez M. Lafranchise, de Ca-
lais, se fractura le jambe droite en tombant de cheval.
Au bout de quarante jours, les deux fragments du
tibia étaient aussi mobiles que le jour même de la
chute. Dès-lors je soupçonnai l'existence d'une diathèse scorbutique. J'examinai les gencives, que je
trouvai engorgées et saignantes : cependant aucun
autre symptôme n'existait, excepté une sorte de bouffissure de la face difficile à désigner et qui s'observe
souvent dans les affections de ce genre. Je mis de suite
le malade à l'usage du mélange à parties égales du suc
de cochléaria, de cresson et de trèfle d'eau. Le mélange fut pris à la dose chaque jour de 90, 120, 150,
200 grammes.

Après quarante jours de traitement, la consolida-
tion, résultat de la guérison de l'affection scorbutique
générale, était parfaite et la santé tout à fait en bon
état.   (Dr CAZIN.)

TRÈFLE D'EAU

(Menyanthes trifoliata.)

Le Trèfle d'eau ou Ményanthe est une plante élégante que l'on rencontre dans les marais de l'Europe centrale et de l'Amérique du Nord. On a eu parfaitement raison de le classer dans les plantes antiscorbutiques et antiscrofuleuses, car son action est incontestable contre toutes les maladies pour lesquelles on prescrit ces dernières. Cependant sa composition diffère beaucoup de la leur. Ici l'on ne rencontre plus cette huile volatile si vivement excitante ; on ne trouve plus ni le soufre, ni l'iode, mais une substance excessivement amère qui réveille les fonctions languissantes de l'estomac, rend l'appétit et les forces.

« La Providence, en le faisant naître dans les marais, semble l'avoir destiné à combattre le scorbut, les fièvres intermittentes, la cachexie paludéenne, l'empâtement et l'engorgement des viscères abdominaux, les scrofules, etc., maladies si fréquentes dans ces lieux malsains. Le ményanthe est un *tonique puissant* dont je fais très-fréquemment usage. »

(Dr CAZIN.)

Boerhaave assure en avoir éprouvé d'heureux effets sur lui-même, contre la goutte, et Bergius en a constaté de plus en plus l'utilité dans cette maladie.

Roques l'a employé avec le plus grand succès dans plusieurs affections *dartreuses* qui avaient résisté aux préparations antimoniales, au soufre, à la douce-amère.

RÉUNION

DES

PLANTES ANTISCORBUTIQUES

Cresson, Cochléaria, Raifort, Trèfle d'eau

On a pu remarquer combien les maladies susceptibles d'être guéries par les quatre plantes antiscorbutiques, se ressemblent. On pourrait presque répéter mot à mot pour chacune d'elles la même nomenclature de maladies. Dans ce cas le témoignage des meilleurs praticiens se trouve parfaitement d'accord avec celui des savants et avec l'opinion populaire.

Malheureusement les plantes ne possèdent toute leur activité qu'à une certaine période de leur développement et par conséquent pendant un temps très-court, dont il faut profiter pour en faire la récolte. Aussi pendant une grande partie de l'année, serait-on tout à fait privé de leur secours, si on ne prenait la précaution de les conserver dans une préparation inaltérable. C'est ce que, depuis plusieurs siècles, les pharmaciens se sont efforcés d'obtenir en les réunissant toutes sous la forme d'un sirop qui a pris le nom de sirop antiscorbutique.

Afin de rendre leur activité plus grande encore,

on a pris l'habitude d'ajouter aux plantes antiscorbutiques deux produits que nous envoient
les pays chauds, l'*Orange amère* et la *Cannelle*; cette
dernière chaude et aromatique, l'autre amère et
non moins excitante.

C'est du médicament ainsi préparé que Trousseau et Pidoux, dans leur *Traité de thérapeutique*,
ont pu dire :

« Nous ne saurions trop recommander l'emploi du
« sirop composé avec les racines et les feuilles de ces
« végétaux. On y trouve heureusement associés les
« deux modificateurs que nous désirons. Il y a là une
« stimulation modérée et des principes très-appropriés
« à la spécialité diathésique des scrofules.

« Chez les enfants, que cette maladie atteint surtout,
« le sirop antiscorbutique est une précieuse prépara-
« tion. Les phlegmasies chroniques passant incessam-
« ment de cet état à l'état aigu, de celui-ci à celui-là,
« aux yeux, aux oreilles, à la poitrine, à la peau, aux
« os, etc., relèvent presque toutes, chez les enfants,
« du vice scrofuleux. Ces enfants *pleins d'humeurs*,
« trouvent dans les antiscorbutiques remède à tous
« leurs maux.

« Ces états morbides qu'on ne rattache pas toujours
« assez aux scrofules, parce que celles-ci n'y appa-
« raissent pas toujours avec leurs signes classiques,
« ces états morbides ne quittent l'enfant que pour le
« resaisir, adolescent, avec d'autres formes, l'affecter,
« adulte, sous des noms et des aspects qui déroutent
« le praticien; et vieillard, enfin l'affliger d'infirmités
« incurables, sinon mortelles, dont l'origine et la na-
« ture restent inconnues.

« *Reconstituez donc l'enfant* pendant que se pré-
« tent mieux que plus tard les faciles transformations

« que subit sa matière à travers les phases de son évo-
« lution. »   (TROUSSEAU ET PIDOUX).

On voit que pour les deux grands médecins français, il faut rapprocher des engorgements des glandes, des éruptions sèches et
humides et des autres manifestations, des *humeurs froides* chez l'enfant, les *catarrhes* chroniques, les *dartres* rebelles, le rhumatisme
chronique, les épanchements, la bouffissure des
membres, les difficultés des digestions que l'on
rencontre plus tard aux divers âges de la vie et
qui ne disparaissent que par l'emploi de ces ex-
citants tout spéciaux que nous appelons les
antiscorbutiques.

Mais l'expérience a démontré d'une façon irré-
futable que le sirop antiscorbutique préparé,
comme tous les autres, en faisant intervenir une
température élevée, perdait une grande partie
de son action ; en effet, le feu chasse et détruit
en partie les essences volatiles des plantes et i
faut administrer le sirop antiscorbutique à doses
élevées pour obtenir les résultats que nous
avons annoncés. Pour conserver tous les principes
volatils, M. Dorvault, pharmacien, prédécesseur
de M. Grimault, proposa de préparer ce sirop sans
faire intervenir l'action du feu. Grâce à son pro-
cédé on conserve non-seulement le principe
amer, mais aussi les substances volatiles et excitantes contenant du soufre et un peu d'iode.

D'autre part, M. Chatin, aujourd'hui membre

de l'Académie de médecine et directeur de l'Ecole supérieure de pharmacie de Paris, présentait, en 1850, à l'Académie des Sciences, un mémoire dans lequel il faisait part à ce corps savant des recherches faites par lui sur un grand nombre de plantes d'eau douce, dans le but d'y constater la présence de l'iode.

C'est tout spécialement dans le Cresson et un peu aussi dans le Raifort que se trouve la plus grande proportion d'iode. Il faut ajouter encore que les plantes recueillies dans les eaux courantes, en contiennent plus que celles qui poussent dans les marais et les eaux peu agitées. Mais dans l'un comme dans l'autre cas, ce ne sont que des traces plus ou moins appréciables que l'on rencontre.

Cependant le savant professeur ajoute : « Le Cresson n'est pas seulement estimé comme antiscorbutique, mais comme fondant, antiscrofuleux, antiphthisique et dépuratif général. *La présence de l'iode justifie ces dernières propriétés.* »

C'est sur ces données, et d'après les conseils d'un grand nombre de médecins, que M. Grimault, successeur de Dorvault, fit des études pour introduire dans le Sirop antiscorbutique ou de Raifort composé, une plus grande quantité d'iode que celle qui y est contenue naturellement et qui constitue une de ses propriétés les plus actives. Il fut assez heureux pour combiner directement l'Iode avec le cresson et d'une façon tellement intime que l'iode échappe, dans son Sirop de Rai fort iodé, aux réactifs ordinaires. Il faut en effet détruire la combinaison par un acide puissant pour retrouver l'iode introduit par M. Grimault. Or l'on sait que l'iode est un remède souverain contre le goître, les scrofules et les ulcères chroniques de la gorge, contre l'engorgement des glandes, les ulcères de mauvaise nature, les maladies chroniques des yeux, le rhumatisme chronique et les dartres rebelles.

Jusqu'alors l'iode était administré isolément, tantôt dissous dans l'alcool, d'autres fois sous forme d'iodure de potassium. Mais sous ces deux formes, l'iode a un goût détestable et fatigue rapidement l'estomac des malades déjà trop faibles.

Dans la nouvelle préparation connue aujourd'hui sous le nom de *Sirop de Raifort iodé de Grimault*, l'iode, comme nous venons de le dire, est si intimement lié aux principes végétaux, que sa saveur a complétement disparu et que l'estomac n'en éprouve plus aucun inconvénient.

Quelle est donc la part qu'il convient de faire à l'Iode, dans l'action du sirop de Raifort iodé? Nous avons déjà donné l'opinion du professeur Chatin; voici maintenant d'autres autorités:

« L'iode est doué d'une propriété remarquable,
« qui mérite d'autant mieux d'être connue, qu'en elle
« réside peut-être la véritable cause de l'efficacité mer-
« veilleuse de cette substance dans un très-grand
« nombre de maladies très-diverses en apparence;
« nous voulons parler de sa propriété antiseptique et
« antiputride. »   (TROUSSEAU ET PIDOUX).

« L'iode occasionne dans l'estomac une sensation de
« chaleur et de stimulation qui éveille l'activité gastri-
« que. Un appétit plus vif et plus soutenu succède à
« l'ingestion de petites doses répétées. »

(Professeur GUBLER).

On emploie l'iode utilement dans le traitement des
goîtres et des affections scrofuleuses... Il n'y a pas de
moyen plus héroïque pour résoudre les tumeurs di-
verses.

Professeur BOUCHARDAT.
(Formulaire magistral).

Indiquons maintenant les principales maladies
contre lesquelles on l'a employé.

Goître. Ce fut d'abord contre le goître que
Coindet fit usage de l'iode. Dès les premiers temps
de sa pratique, il guérit près des deux tiers des
malades, sur une centaine.

Scrofule. « La matière médicale ne possède
« pas de modificateur plus puissant que ce métal-
« loïde pour l'opposer à ce groupe nombreux
« de formes morbides qui relèvent du lympha-
« tisme. »   TROUSSEAU et PIDOUX.

Engorgement laiteux des nouvelles accouchées. Le Dr Rousset, de Bordeaux, a administré
l'iode aux nouvelles accouchées qui, ne nourris-
sant pas, sont tourmentées par l'engorgement
laiteux des mamelles. Il est rare que l'engorgement
dure plus de trois jours et se termine par un
abcès. Le professeur Billi, de Milan, a obtenu le
même résultat.

Ophthalmies. M. de Beaufort a traité les ophthalmies chroniques par l'administration de l'iode à l'intérieur. Comme l'iode est rejeté rapidement par les larmes, l'arrivée de larmes contenant de l'iode a rapidement transformé ces affections.

L'iode a été également prescrit dans les cas où les époques ne viennent pas régulièrement et surtout lorsque la faiblesse générale produit les pertes blanches ou *leucorrhée*.

Goutte chronique et **Rhumatisme** chronique. L'iode est préconisé dans ces cas par les médecins les plus distingués.

Gravelle. « Après le rhumatisme et la « goutte, nous devons mentionner la gravelle, « comme pouvant être modifiée avec avantage « par les préparations iodées. »

TROUSSEAU et PIDOUX.

Asthme spasmodique. Le professeur Trousseau l'a essayé dans ce cas et il en parle ainsi : « Nous pouvons affirmer qu'en plusieurs circons-« tances nous lui avons reconnu une efficacité « vraiment remarquable. A quel titre ce re-« mède agit-il ? C'est une question que nous ne « saurions décider ; mais le fait en lui-même « n'en est pas moins très-positif. »

(TROUSSEAU, Clinique médicale.)

Catarrhe des bronches. « Que, si pour bien « des praticiens, l'efficacité de l'iode est encore

« douteuse dans la phthisie pulmonaire, il n'en
« est plus de même dans les bronchorrées ou
« le catarrhe de la muqueuse des bronches, où
« il est évidemment utile. »

(Trousseau et Pidoux).

En un mot, on trouve pour l'iode la même série de maladies que pour chacune des plantes anti-scorbutiques.

On a donc eu parfaitement raison de chercher à réunir en un seul faisceau tous ces médicaments dont l'action est si parfaitement semblable. Il faut cependant remarquer qu'avant la préparation du *Sirop de Raifort iodé de Grimault*, on n'était parvenu à faire que des mélanges dans lesquels l'iode se trouvait ajouté et pour ainsi dire placé à côté des principes végétaux, sans leur être intimement uni ; de telle sorte qu'il y restait absolument libre et conservait toute la brutalité d'action qu'il possède lorsqu'on l'emploie dissous dans l'alcool ou sous forme d'iodure de potassium. Il faut ajouter que, dans ce cas, son expulsion du corps est aussi rapide que son action s'est montrée violente. Avec le *Sirop de Raifort iodé de Grimault*, les choses se passent tout autrement. L'iode, que nous avons vu être si intimement incorporé aux principes végétaux, ne se dégage que peu à peu et lentement ; son action est douce et *continue*. C'est essentiellement ce que l'on demande à tous les médicaments qui s'adressent aux maladies chroniques et surtout aux affections

lymphatiques, où il faut transformer graduelle-
ment le tempérament et les dispositions aux
maladies.

On pourrait comparer ces deux formes de
l'iode à deux chevaux également vigoureux,
dont le premier donne tout à coup un très-
violent coup de collier, au risque de briser har-
nais et voiture, tandis que le second, ne dépen-
sant ses forces que peu à peu, ne cause aucun
dégât et produit pendant longtemps un travail
utile considérable.

Ce n'est pas seulement en France que le *Sirop
iodé Raifort* de Grimault est estimé : sa répu-
tation est aussi grande à l'étranger que parmi
nous, comme l'atteste ce jugement porté par le
principal journal scientifique de l'Autriche la
Wiener Mediz.-Zeitung :

« Nous avons eu déjà l'occasion de parler ici du *Si-
« rop de Raifort Iodé* de Grimault, de Paris, qui
« seul avait pu jusqu'ici préparer ce produit dans
« toute sa pureté et avec toute sa valeur thérapeuti-
« que. Nous sommes en mesure aujourd'hui de con-
« firmer ce que nous avons avancé et de citer à
« l'appui quelques communications intéressantes sur
« l'emploi de ce médicament dans la thérapeutique
« des *Enfants*.

« Le *Sirop de raifort iodé*, dans la thérapeutique
« des enfants, a pour ainsi dire acquis droit de bour-
« geoisie en France, en Belgique, en Hollande et en
« Russie, où il est devenu le succédané populaire de
« *l'huile de foie de morue*. Ce fait résulte de la na-
« ture même du produit qui est agréable à prendre et
« est accepté avec plaisir par tous les enfants, tan-

« dis que l'huile de foie de morue, si purifiée, si filtrée et
« si désinfectée qu'elle soit, n'est jamais prise qu'avec
« le plus grand dégoût. Il y a certainement des
« maladies dans lesquelles le principe gras de l'huile
« peut être indiqué; mais dans la plupart des cas, ce
« principe est formellement contre-indiqué, tandis que
« tous les autres sont recherchés. Dans tous les cas
« l'odeur nauséabonde de l'huile ne peut que dégoû-
« ter le malade.

« Le *Sirop de raifort iodé* de Grimault possède *tous*
« *les principes* de l'huile de foie de morue, à l'excep-
« tion de l'*huile rance* qui y est supérieurement rem-
« placée par les huiles essentielles des plantes antiscor-
« butiques. Les observations que nous avons à citer
« aujourd'hui ont trait surtout à l'ENGORGEMENT des
« glandes et aux SCROFULES. Telle est l'observation du
« Dr Legarde. »

OBSERVATION

Eug. Boriaux, onze ans, fils d'un boucher, a été
élevé par une nourrice atteinte d'une affection chronique grave. Malgré une bonne alimentation il a
toujours été chétif. Jusqu'à l'âge de cinq ans, il a
souffert d'une ophthalmie chronique avec rougeur
des yeux et larmoiement, et d'un engorgement des
glandes du cou et de l'aine.

De cinq à dix ans, sa santé semble s'améliorer.

A cette époque l'engorgement des glandes recom-
mence, les *abcès froids* se succèdent sans interruption
et l'enfant maigrit avec rapidité. L'iode n'est pas
toléré; l'huile de foie de morue ne produit rien On ne
retire pas de meilleurs résultats du quinquina, du fer
et même du séjour à la campagne.

Je prescris alors 6 cuillerées à café par jour de

Sirop de raifort iodé de Grimault ; j'allai même jusqu'à 8 cuillerées à café.

Bientôt l'appétit devient vif ; les urines sont plus abondantes ; et la transformation est telle, au bout de quatre semaines, que les parents sont émerveillés. Les plaies se ferment, les glandes disparaissent, et la guérison est si complète qu'aujourd'hui, 16 mois après la cessation de tout traitement, l'enfant jouit de la plus brillante santé. (Dr LEGARDE).

La deuxième observation, qui n'est pas moins intéressante, est celle de mademoiselle Antoinette B..., fille d'un riche banquier. A l'âge de 5 ans, on avait épuisé, chez cette enfant, tout le répertoire des antiscorbutiques et antiscrofuleux, sans obtenir la moindre amélioration. Le *Sirop de Raifort iodé* de Grimault fût prescrit et, après trois mois d'usage, à la dose de 8 cuillerées à café par jour, la guérison fut complète et radicale. (Dr LEGARDE.)

Le *Sirop de raifort iodé* de Grimault est déjà, grâce à ses bons effets, un produit très-recherché en Autriche, etc. ((*Wiener Médiz.-Zeitung*, n° 50.)

Voici comment le docteur Boinet, celui qui a introduit en France l'usage de l'Iode, et a le plus puissamment contribué à son developpement, s'exprime au sujet de la même préparation :

« Le *Sirop de Raifort* préparé à froid par M. Dor-
« vault (Grimault, successeur) est d'une administration
« facile et d'une efficacité remarquable chez les enfants
« et pour toutes les affections où l'iode est néces-
« saire. Ce sirop nous paraît préférable à tous les
« autres. » (Dr A.-A. BOINET. *Iodothérapie*, ouvrage

couronné par l'Académie des Sciences et l'Académie
de Médecine. Paris, 1855, in-8, p. 102, note et p. 103,
dans le texte.) « ... Le *Sirop de raifort iodé* pré-
« paré à froid d'après la formule de M. Dorvault
« (Grimault, successeur) nous paraît avoir une grande
» supériorité sur tous les autres sirops iodés. »

Le D* Cazenave, médecin de l'hôpital Saint-
Louis, à Paris, sous les yeux duquel ont passé,
pendant de longues années, tant de malades
atteints des formes les plus variées de la scrofule
et des humeurs froides, se prononce de la
manière suivante :

« J'emploie souvent le *Sirop de raifort iodé* de
« GRIMAULT; c'est un médicament à la fois d'un effet
« sûr, doux et facile à manier. Ces conditions le ren-
« dent précieux, surtout dans la médecine des en-
« fants. Non-seulement il supplée à l'*huile de foie
« de morue*, pour laquelle on rencontre quelquefois
« une répugnance insurmontable, mais il la remplace
« avec avantage, quand, au bout de quelque temps,
« l'effet a été incomplet, et quand le malade n'en
« peut plus prendre. En somme, c'est un très-bon
« agent de la médication tonique et iodée, dans tous
« les cas où il importe de continuer cette médication
« d'une manière soutenue. »

D* CAZENAVE.

Chevalier de la Légion d'Honneur, médecin de
l'hôpital saint-Louis.

**Catarrhes des bronches. — Maladies de
poitrine.** — On se rappelle l'opinion du docteur
Cazin et le fait qu'il cite à propos de l'emploi des
antiscorbutiques dans les affections des bron-

ches. Nous avons aussi invoqué l'autorité de Trousseau et Pidoux, si compétents en semblable matière, au sujet de l'emploi de l'Iode dans ces mêmes maladies. Voici maintenant les preuves des succès obtenus par le *Sirop de raifort iodé* de Grimault :

OBSERVATION

Du docteur SPRINGER, *de Romerstadt (Moravie).*

J'ai lu dans notre *Gazette médicale* plusieurs preuves éclatantes de l'utilité de votre *Sirop de raifort iodé.* Ayant d'abord cru que ce n'était qu'un nouveau remède charlatanesque, je n'en usai point. Mais enfin déterminé par des succès heureux, s'augmentant de jour en jour, j'ai acheté plusieurs flacons de ce remède si loué, pour en éprouver l'effet sur moi-même. Grâce à ce Sirop excellent, la *toux* et les *oppressions* de poitrine, qui m'avaient tourmenté durant presque deux ans, et qui n'avaient voulu céder à nul médicament, s'amendèrent à vue d'œil et, au bout de quelques mois, j'étais parfaitement rétabli.

Je l'éprouvai encore plusieurs fois dans la péripneumonie et les scrofules, avec un bon résultat, et je puis assurer que ce *Sirop se substitue parfaitement à tous les remèdes iodés.*   Dr SPRINGER.

Les médecins français ne lui sont pas moins favorables, et n'hésitent pas à le prescrire dans les affections de poitrine, comme le prouvent les attestations suivantes :

« Le *Sirop de Raifort iodé* de Grimault est un
« médicament de premier ordre pour le traitement de
« toutes les manifestations de la diathèse scrofuleuse,
« et principalement de ses engorgements lymphatiques.
« Je l'ai aussi employé dans certains cas de *phthisie*
« commençante, comme succédané de l'huile de foie
« de morue. Ce médicament mérite donc, à tous égards,
« l'attention sérieuse des médecins. »

(Dʳ A. CHARRIER)

Ex-chef de clinique de la Faculté de Paris.

« Le *Sirop de Raifort iodé* de Grimault a tous les
« avantages de l'huile de foie de morue, sans en avoir
« tous les inconvénients. Il stimule l'*appétit* et relève
« les forces de l'organisme. Par la quantité d'iode qu'il
« contient, il exerce la plus heureuse influence sur les
« fonctions *respiratoires*. Il est utile spécialement au
« début de la *phthisie pulmonaire*. Son action n'est
« pas moins efficace dans les affections scrofuleuses
« rachitiques. »

(Dʳ GUIBOUT),

Médecin de l'hôpital Saint-Louis.

Dartres. — Maladies de la peau. — Le
Sirop de raifort iodé, par son heureuse composition, n'est pas appelé seulement à donner de
bons résultats contre les âcretés du sang, lorsque
celles-ci se portent vers les *glandes* ou la *poitrine*, lorsqu'elles déterminent les *écoulements* des
oreilles, les *ulcérations* du nez, les ophthalmies
rebelles ; on le trouve encore d'une utilité remarquable dans le traitement des maladies chro-

niques de la *peau*, dans les *dartres* rebelles. Tel est le témoignage des médecins qui l'ont expér menté dans ces cas :

« Le *Sirop de Raifort iodé* préparé à froid, de Gri-
« mault, est un médicament, suivant moi, qui a fait
« ses preuves. Je le prescris journellement dans toutes
« les maladies qui tiennent aux tempéraments *stru-*
« *meux* ou lymphatiques.

« La peau, chez les enfants spécialement, est fré-
« quemment le siége d'éruptions opiniâtres, (scro-
« fules), dont il triomphe facilement. Il peut suppléer
« l'huile de foie de morue dans la plupart des cas, sou-
« vent même avec avantage. »

(Dr TAILLEFER).

Médecin de l'ambassade perse. — Président du comité
médical franco-persan.

« Je dois vous dire ici que la maladie pour laquelle
« je me suis traité avec votre *Sirop de Raifort iodé* et
« votre *Phosphate Leras* était une maladie de *peau*
« qui datait de plus de trente ans. *Quatre mois* ont
« suffi pour la faire disparaître, tandis qu'aucun traite-
« ment n'y avait rien fait. Je dois vous dire encore que
« pendant ces trente années, je n'avais jamais cessé
« de me traiter, soit d'une manière, soit d'une autre.
« C'est vous dire que je dois la guérison à votre
« sirop. »

(Eug. MOIMEREAU).

Cultivateur. — Jaulnay. (Indre-et-Loire.)

« L'année dernière je pris un flacon de votre *Sirop*
« *de Raifort iodé*, et il produisit sur ma santé un effet
« merveilleux, je viens, cette année, d'en prendre un
« second et je trouve qu'il opère à merveille. Mais c'est

« trop peu d'un flacon chaque année. Il m'en faudrait
« plusieurs pour calmer et guérir des *démangeaisons*
« *intolérables*, qui me font souffrir depuis bientôt dix
« ans que j'habite une cure passablement humide.
« Avant cette époque je n'avais jamais rien ressenti
« de pareil. »

[(MATHAIS).

Curé de Bellegarde (Isère.)

Tous ces documents, tous ces faits et témoignages nous amènent à cette conclusion évidente : l'union des plantes antiscorbutiques et de l'iode produit un médicament qui réunit les énergies, jusqu'ici séparées du Végétal et du Minéral pour la guérison d'une même classe de maladies ; la manière dont le savant chimiste et pharmacien Grimault en a combiné les éléments, assure leur action d'une manière *absolument certaine*.

Nous pourrions multiplier indéfiniment les exemples prouvant l'efficacité du *Sirop de raifort iodé* de Grimault dans tous les cas où les dispositions lymphatiques produisent soit l'engorgement des jointures, soit la croissance difficile, la mollesse des chairs, l'allanguissement général avec perte d'appétit et flueurs blanches, etc.

Nous préférons nous en tenir là, bien convaincu que ce que nous avons dit suffira à justifier amplement le titre que nous donnons à cette brochure sur les *Plantes utiles*.

Nous croyons aussi avoir démontré surabondamment que celui qui est parvenu à réunir dans une seule préparation inaltérable et agréable à prendre, tant de principes éminemment actifs, a rendu aux pauvres malades un signalé service qui lui vaudra leur reconnaissance.

AVIS IMPORTANT

LE SIROP DE RAIFORT IODÉ

DE GRIMAULT

SE VEND EN GROS, 8, rue Vivienne, Paris.

EN DÉTAIL : à la pharmacie, 7, rue de la Feuillade, à Paris, et dans toutes les pharmacies de France et de l'étranger.

PARIS. — IMP. VICTOR GOUPY, RUE DE RENNES, 71.